DE LA GUÉRISON

FACILE, PROMPTE, SANS DANGER

DES MALADIES

PAR

LA MÉDICATION HOMŒOPATHIQUE

PAR

Xavier BOURGEOIS

(DE TOURCOING)

MÉDECIN DES FACULTÉS DE PARIS ET DE LOUVAIN,
LAURÉAT DE L'ACADÉMIE IMPÉRIALE DE MÉDECINE DE PARIS,
LAURÉAT DE LA SOCIÉTÉ CENTRALE DE MÉDECINE DU NORD, MEMBRE CORRESPON-
DANT DES SOCIÉTÉS DE MÉDECINE PRATIQUE DE PARIS ET DE MONTPELLIER,
DE LA SOCIÉTÉ IMPÉRIALE DE MÉDECINE DE LYON, DE LA SOCIÉTÉ MÉDI-
CALE D'AMIENS, DE LA SOCIÉTÉ MÉDICO-CHIRURGICALE DE BRUGES,
DE LA SOCIÉTÉ DE MÉDECINE D'ANVERS, MEMBRE ASSOCIÉ DE
LA SOCIÉTÉ MÉDICALE HOMŒOPATHIQUE DE FRANCE.

PARIS

J. B. BAILLIÈRE et FILS,

LIBRAIRES DE L'ACADÉMIE IMPÉRIALE DE MÉDECINE,

Rue Hautefeuille, 19

1863

C'est à vous, malades, que j'adresse cet opuscule, à vous qui gémissez sous le poids des souffrances, qui êtes travaillés par de cruelles tortures; c'est à vous aussi, mères de famille, qui tremblez d'inquiétudes et de craintes au sujet de précieuses santés chancelantes. Puissé-je vous apporter une consolation au milieu de vos peines, faire luire un rayon d'espoir au milieu de vos découragements et de vos défaillances !

Dieu, dans sa justice, nous a condamnés au travail, à la douleur, aux infirmités ; résignons-nous. Dieu, dans sa bonté, a voulu que la médecine vînt remédier aux maux physiques, et il a fait marcher ses progrès d'âge en âge ; acceptons ses secours avec reconnaissance.

Grandes ont été les découvertes de l'art de guérir dans notre siècle. Le traitement des maladies est devenu simple, doux, inoffensif, guérissant promptement et souvent à coup sûr. Plus de saignées, de sangsues, de vésicatoires,

de sétons, de cautères ; plus de purgatifs, de vomitifs, de
médecines perturbatrices et nauséabondes ; plus de remèdes dangereux administrés au hasard ; plus d'expé-
riences sur de malheureux malades.

Et cela, parce qu'un génie bienfaiteur de l'humanité,
Samuel Hahnemann, a découvert une loi qui guide le médecin dans le choix des meilleurs remèdes, et permet de
guérir avec de très-petites doses de médicaments.

I

Au milieu des progrès de toutes les branches de la médecine, la thérapeutique, c'est-à-dire l'art de choisir les remèdes, est restée longtemps en arrière, balottée de çà et de là par les systèmes divers. Encore au commencement de ce siècle, nous entendons les princes de la science faire l'aveu que tout, en thérapeutique, est inexact (Bichat), rétrograde (Bayle), trompeur (Barbier), à réformer (Pinel), plein de ténèbres (Chomel), déplorable (Bouillaud), sans principes (Malgaigne).

Ce qui manquait là, c'était un phare qui illuminât, une loi qui fît l'ordre. Hahnemann vit, dans un éclair de génie, les conditions du remède curateur ; il découvrit que *le remède qui guérit le mieux une maladie est celui dont les effets sur l'homme sain sont semblables aux symptômes de cette maladie.* Après mille et mille recherches, il posa la loi *similia similibus curantur*, loi déjà entrevue et formulée par Hippocrate, Stahl, van Helmont, Paracelse.

Étrange révolution qui étonna et étonne encore le monde médical !

Heureuse révolution pour ceux qui ont voulu étudier, méditer et ouvrir les yeux à la lumière ! Ils ont reconnu la vérité de cette loi thérapeutique.

On découvre, en effet, dans toute la tradition médicale, ce rapport d'analogie, de similitude, entre l'action des remèdes curateurs et leurs maladies appropriées.

Ainsi, si le quinquina guérit la fièvre intermittente, c'est parce qu'il a la propriété de donner une fièvre semblable à un homme bien portant.

Ainsi, si la vaccine préserve de la petite vérole, c'est parce qu'elle produit une éruption pustuleuse semblable à celle de cette maladie.

Même rapport de similitude entre le mercure et la syphilis, entre l'iode et la scrofule, entre la belladone et le délire, entre la térébenthine, le copahu, la cantharide et les affections des voies urinaires, entre l'ipéca et les vomissements, entre les arséniaux, les sulfureux et les affections de la peau, etc.

La guérison s'opère par l'action directe, spéciale, du médicament sur le mal. L'art fait agir électivement le remède là où agit la maladie.

Cette loi thérapeutique découle de la loi générale de la nature : *Le semblable repousse le semblable.*

En physique, deux électricités semblables se repoussent, deux pôles magnétiques semblables se repoussent ; en chimie, deux corps similaires n'ont pas d'affinité l'un pour l'autre ; en physiologie, deux êtres semblables, de même tempérament, de même caractère, ont de la répulsion l'un pour l'autre ; en médecine, deux maladies similaires ne peuvent exister en même temps sur le même individu ; en morale, on console une personne affligée en pleurant avec elle.

Je considère le remède curateur d'une maladie comme un agent possédant une électricité semblable à celle qui prédomine dans les organes malades ; il la repousse et rétablit l'harmonie vitale.

Ainsi, l'homœopathie est l'art de guérir les maladies au moyen de remèdes ayant une action spéciale, directe, élective, sur la maladie, remèdes choisis par la loi de similitude.

C'est le chemin le plus court et le plus sûr pour arriver à la guérison facile et radicale des maladies.

C'est aussi le chemin qui offre le moins de danger.

Et cela, parce que, pour opérer les guérisons par la voie homœopathique, il est nécessaire de n'employer que de très-petites doses de médicaments.

Hahnemann, en administrant les remèdes homœopathiques, reconnut qu'aux doses usitées par l'École, ils produisaient toujours une aggravation des symptômes, avant d'améliorer l'état du malade. Voulant arriver à guérir plus facilement et sans secousse, il fut conduit à diminuer de plus en plus les doses, et constata que *la plus minime quantité d'un médicament homœopathique suffisait pour guérir radicalement, promptement, facilement :* Tutò, citò, et jucundè.

Admirable découverte qui réalise le beau idéal de l'art de guérir !

Elle permet de traiter toujours et toutes les maladies sans danger, avec des remèdes agréables à prendre, et qui ne jettent aucun trouble dans l'organisme.

Faut-il l'avouer, cette précieuse découverte de la vertu puissante des atômes médicamenteux est le plus grand obstacle aux progrès de l'Homœopathie : tant les hommes, même les savants, restent imbus de grossières idées de matérialisme.

Et pourtant, vous croyez tous aux miasmes invisibles, aux atômes pestilentiels qui engendrent le choléra, le typhus, les fièvres, la variole, etc. ; vous croyez tous à la vapeur, à l'électricité, au magnétisme. Qui donc a vu ces agents? Qui a décrit leurs formes? Qui les a pesés?... Vous reconnaissez leur puissance ; pourquoi ? Parce que vous avez constaté leurs effets.

De même pour les médicaments homœopathiques. Voyez, voyez les faits, et vous croirez. Voyez les millions de guérisons opérées dans les deux mondes par six mille médecins, qui n'ont pu tous se tromper ou s'accorder à tromper.

Réfléchissez-y, il y a là une expérience universelle d'un demi-siècle.

Si l'Homœopathie eût été une erreur, une absurdité, un charlatanisme, il y a longtemps que l'opinion l'aurait condamnée, ruinée et ensevelie dans l'oubli.

Loin de là, l'Homœopathie est encore debout. Que dis-je, elle vit, elle grandit, elle est accueillie, honorée par les peuples et les gouvernements. Dans toutes les contrées du globe, elle a des chaires, et des hôpitaux et des dispensaires ; elle a ses journaux, sa littérature, ses sociétés, ses académies, même ses universités.

En Allemagne, son berceau, elle est la méthode médicale dominante, sinon dans les universités, du moins dans le public. Il y a un enseignement et des hôpitaux à Vienne, à Linz, à Berlin, à Prague, à Munich, à Leipsig, à Dresde, à Darmstard, à Gœttingue, à Iéna, à Hesse, à Weimar, à Gotha, à Munster, à Hanovre, à Brunswich, à Magdebourg, etc. Presque tous les souverains allemands ont donné leur confiance à des médecins homœopathes, élevés par eux à la haute dignité de conseillers auliques.

Londres et Édimbourg ont plusieurs hôpitaux homœopathiques, fondés par les plus hauts personnages. Il en est de même à Genève, Turin, Naples, Milan, Gênes. — A Madrid, la Faculté de médecine et l'Académie des sciences comptent plusieurs de leurs membres parmi les partisans de la méthode homœopathique.

En Russie, la nouvelle médication, patronée par l'Empereur et la famille impériale, a des hôpitaux à Moscou, à Saint-Pétersbourg, à Tultschin, à Cronstadt, et dans plusieurs autres villes.

En France, l'Homœopathie a été pratiquée avec succès, constatés par l'administration, à Paris, dans les hôpitaux de Beaujon, des Enfants malades, par notre regretté confrère le docteur Tessier, qui vient d'être ravi à la science; dans les hôpitaux de Bordeaux, d'Agen, de Toïssey, de Bourgueil. Elle l'est encore dans les hôpitaux de Valence, de Clermont-Ferrand, de Nice. Du reste, on sait que dans le clergé, l'aristocratie, la haute bourgeoisie et le peuple, elle compte de nombreux partisans. Il y a actuellement à Paris près de deux cents médecins homœopathes, et plus de six cents en province.

En Amérique, à New-York, à Washington, à Philadelphie, à Claveland, on voit fleurir des universités homœopathiques qui délivrent chaque année de nombreux diplômes. Les médecins de la nouvelle École y seront bientôt en majorité dans les principales villes.

Voilà ce que l'Homœopathie a pu faire en un demi-siècle.

Et pourtant, il lui a fallu lutter contre les habitudes de la routine, contre les préjugés de l'opinion, triompher des oppositions de l'intérêt compromis, de l'amour-propre lésé ; il lui a fallu résister aux sourdes conspirations de l'envie et de la haine, essuyer les vexations odieuses des dominateurs irrités de la science. On l'a ridiculisée, bafouée, insultée, honnie. On a tout employé pour l'étouffer, tout, *per fas et nefas* : qu'importait avec un tel ennemi !

Et l'Homœopathie, comme toute vérité, est sortie du feu des persécutions, plus forte, plus brillante, plus glorieuse. Elle poursuit son œuvre de régénération médicale, faisant le bien, attendant avec calme le jour où les académies et les facultés, qui la répudient encore, l'acclameront avec enthousiasme.

Voulant donner la preuve de l'excellence de l'Homœopathie dans la pratique de la médecine, je vais donner des faits, montrer des guérisons. J'extrais de mes registres quelques observations sur les principales maladies.

Maladies du cerveau.

Apoplexie. — *Congestion cérébrale.* — *Pléthore.* — Les saignées et les sangsues, loin d'être nécessaires dans ces maladies, sont souvent nuisibles, ainsi que l'a démontré M. Trousseau, professeur à la Faculté de médecine de Paris. *Acon.*, *Bell.*, *Arnic.*, *Glon.*, ont une action très-puissante pour rétablir les troubles de la circulation du sang; en quelques minutes, leur influence se fait sentir.

248. Vᵉ V..., 72 ans, tombe d'apoplexie sur le marché ; elle est sans connaissance, paralysée du côté gauche. *Acon.* fait recouvrer l'intelligence le soir; la nuit, délire, *Bell.* En un mois, guérison complète.

3235. — M. D..., 71 ans, attaque d'apoplexie le soir, mouvements convulsifs, perte de connaissance jusqu'au lendemain, paralysie du côté droit, bras et jambe; perte de la parole. Guérison en 3 semaines. — Encore rechute six mois après. Encore guérison sans paralysie.

5011. — Vᵉ C... est débarrassée en huit jours de vertiges, congestion de la tête, bourdonnements d'oreilles, troubles de la vue, somnolence rapide, avec faiblesse paralytique des jambes qui empêche de les remuer. *Acon.*, *Bell.*

417. — M... est guéri par *Arnic.* d'une contusion du cerveau, suite de chute, ayant amené perte de connaissance et de sensibilité avec paralysie des extrémités.

Si ces maladies si graves se guérissent bien, à plus forte raison dégage-t-on facilement des *Maux de tête*, des *Bourdonnements d'oreilles*, des *Vertiges*, des *Accablements*, de la *Pléthore sanguine*, par quelques médicaments bien choisis.

Fièvre cérébrale. — Maladie redoutable et des plus meurtrières. Il faut surtout la prendre au début. J'ai obtenu 21 guérisons.

2160. M..., 5 ans, vomissements toute la soirée, fièvre violente, la nuit; perte de connaissance, avec délire furieux, yeux convulsés, mouvements convulsifs, craquement des dents, constipation, face rouge. L'enfant resta ainsi 48 heures. *Acon.*, *Bell.* le guérissent.

2346. — E..., 2 ans, mêmes symptômes; guérison le 3e jour.

4211. — Mlle D..., 18 ans, fut guérie également d'une fièvre au cerveau, avec perte de connaissance, délire, yeux convulsés, insensibilité, secousses spasmodiques.

Aliénation mentale. — La folie devient de plus en plus commune. La médication homœopathique trouve dans *Bell.*, *Stram.*, *Hell.*, *Op.*, *Ignat.*, *Met. alb.*, *Lach.*, etc., des remèdes puissants contre le *Délire aigu*, les *Monomanies ambitiéuse*, *religieuse*, *politique*, *érotique*, les *Paralysies*.

Maladies de la gorge, du larynx, de la poitrine.

Croup. — *Angine couenneuse*. — Maladie affreuse, la terreur des parents. La médication homœopathique a obtenu tant de cures remarquables, j'ai eu moi-même de tels succès, que je ne redoute plus de me trouver en présence de cet ennemi. *Bróme*, *Bryone*, *Ipeca*, *Iodi.*, *Hep. sulf.*, *Hydrar. viv.*, sont les principaux remèdes curateurs.

849. — Des..., 3 ans, arrivé à la dernière période du croup, abandonné du médecin, est sauvé en 12 heures. La gorge était tellement obstruée par les fausses membranes que l'enfant n'avalait plus. Il fallut déposer le médicament sur la langue.

2503. — Sel..., 18 mois; fausses membranes tapissant la gorge, voix éteinte, accès fréquents de suffocation, râle de scie, face violacée, asphyxie menaçante. *Bryone* d'abord, *bróme* ensuite guérirent.

947. — Jeanne... angine couenneuse guérie en une semaine.

3472. — R..., 4 ans. Croup et angine couenneuse. Traitement commencé le 3e jour; l'enfant fut si mal qu'on était disposé à lui faire l'opération de la trachéotomie.

2190. — Flore C..., 13 ans. Fausses membranes dans la gorge, gonflement des glandes du cou, voix éteinte, toux aboyante, accès d'étouffement, fièvre violente. Traitement commencé le 3e jour. Guérison.

Je suis à mon 34e cas de guérison.

Fluxion de poitrine. — *Pleurésie*. — Maladies que l'École a traitées si longtemps par des saignées et sangsues répétées. On commence à reconnaître que ces moyens sont nuisibles. L'Homœopathie possède nombre d'observations de guérisons rapides et faciles par *Acon.*, *Bryone*, *Phos.* En 8 jours la maladie est enlevée. De tous les cas (29) que j'ai eu à traiter, je n'ai eu que deux insuccès sur des malades âgés de plus de 70 ans.

Catarrhes. — *Toux opiniâtres.* — Je ne veux parler ici que des catarrhes invétérés, de toux chroniques, attaquant chaque hiver les mêmes personnes. *Sulf.*, *Hep. sulf.*, *Rhus-t.*, *Puls.*, *Bryone*, *Metal. alb.*, les guérissent habituellement.

Asthme. — 4821. Mlle Deb..., 20 ans, depuis 4 ans, n'est pas sortie de sa maison, à cause d'un asthme continu. Les nuits se passent souvent sans sommeil, avec toux sèche et suffocation. Au bout de 3 mois de traitement, elle peut faire une lieue à pied. *Metal. alb.*, *Sulf.* la guérirent radicalement.

Crachements de sang. — *Phthisie pulmonaire.* — Il meurt un cinquième de la population par cette cruelle maladie. Combien la médecine doit tenter d'efforts pour la guérison ! Le *fer*, le *soufre*, l'*iode*, le *brôme*, sont de précieux médicaments; mais, employés toujours à trop forte dose, ils font plus de mal que de bien. Il faut de la prudence dans une maladie si longue.

Acon., *Arn.*, *Ipeca*, arrêtent toujours les vomissements de sang.

Que l'on ait soin de prendre ces maladies dès le début, de faire suivre même un traitement préventif aux personnes prédisposées. *Hep. sulf.*, *Calc. carb.*, *Silic. phos.*, réussissent très-bien.

1218. — Mlle B..., 18 ans, atteinte depuis 4 mois de toux sèche, quinteuse, aggravée surtout le matin et la nuit, avec perte d'appétit, oppression, sueurs la nuit, fièvre lente, suppression des règles, amaigrissement. *Bell.*, *Hep. sulf.*, *Calc. carb.*, *Puls.*, la rétablissent et lui font reprendre de l'embonpoint et de la fraîcheur qu'elle conserve encore.

J'obtiens de bons résultats d'une méthode nouvelle qui consiste à faire évaporer de petites doses de *brôme*, d'*iode*, de *sulfure*, de *phosphore* dans la chambre du malade.

Maladies de cœur. — Hydropisies.

1687. — M..., 19 ans, atteint de battements de cœur depuis l'âge de 4 ans, est arrivé à ne pouvoir plus marcher sans être suffoqué. Lèvres bleuâtres, anhélation, pulsations énormes du cœur contre les parois de la poitrine, bruits de soufflet au cœur, reflux du sang dans les veines du cou. Asthme la nuit. Traitement de 10 mois par *Puls.*, *Metal. alb.*, *Spig.*, *Digit.*, qui amène une guérison telle que le jeune homme est accepté pour le service militaire.

5448. — M. Del... est guéri en 3 mois par *Metal. alb.* de battements de cœur avec oppression, difficulté de marcher, enflure des pieds.

3912. — Mᵐᵉ V...; 65 ans, est atteinte d'hypertrophie de cœur depuis 3 ans. Elle est hydropique de tout le corps depuis 3 semaines, l'enflure ayant monté des pieds aux jambes, au ventre, à la poitrine. *Metal. alb.* fait disparaître l'hydropisie en 15 jours par une évacuation continue d'urines.

Sur 13 autres malades, j'ai obtenu des résultats aussi remarquables, qui m'ont montré l'efficacité de la médication nouvelle dans des cas si graves abandonnés comme incurables.

Maladies de l'estomac et des intestins.

Gastrite. — *Dyspepsie.* — *Gastralgie.* — Affections très-communes qui tourmentent longtemps leurs victimes. *Nux vom. Carbo veg.*, *Bryone*, *Sulf.*, *Sepia*, *Puls.*, *Cham.*, *Bell.*, etc., sont des médicaments héroïques, qui opèrent souvent la guérison, une guérison durable. Bien peu de cas sont réfractaires, le traitement ayant été fait assez de temps.

736. — M. R... est atteint depuis 10 ans de douleurs vives d'estomac, crampes fréquentes, digestions laborieuses, renvois, vomissements, constipation, hémorrhoïdes, maux de tête, tristesse, insomnies. Guérison en 6 mois par *Nux vom.*, *Sulf.*

Hémorrhoïdes — *Constipation.* — Les hémorrhoïdes et la constipation opiniâtre accompagnent souvent les maux d'estomac. Je possède de nombreuses observations de guérisons toujours opérées sans danger.

Diarrhées. — 4160. — Mᵐᵉ B... est atteinte d'une diarrhée depuis 15 mois. Cinq à six selles liquides par jour, coliques, vomissements fréquents, amaigrissement squelettique, fièvre lente. — *China* la guérit en 3 semaines.

Ce sont surtout les diarrhées des enfants que l'on enlève rapidement par *Hydrarg. viv.*, *Calc. carb.*, *Phos. acid.*, *Silic.*

Affections de la peau — Dartres.

Sulf., *Metal. alb.*, *Hydrarg.*, *Sepia*, *Graph.*, *Caustic*, *Dulcam.*, *Hep. sulf.*, etc., ont une action spéciale et élective sur les affections de la peau, sur les *Démangeaisons*, les *Boutons*, les *Dartres sèches, farineuses, suintantes, pustuleuses*. Dans la plupart des cas, il faut purifier le sang, détruire un vice originel ou acquis ; c'est donc un traitement interne, prolongé, repris en plusieurs fois, qui doit être fait. Il este ssentiel de savoir que les Dartres alternent souvent avec des maladies de poitrine, d'estomac, d'intestins, de nerfs, et qu'en purifiant le sang par les anti-dartreux, on guérit les deux affections à la fois.

1048. — Mme G... est atteinte d'une dartre suintante qui, depuis 12 ans, revient tous les ans pendant plusieurs mois, et lui couvre presque tout le corps ; elle est affreusement tourmentée par les démangeaisons et les incommodités. Quatre mois de traitement amènent la cure.

2830. — Mlle B... est guérie en deux mois d'une dartre pustuleuse du visage dont elle est atteinte depuis 8 mois.

4116. — Mme D... d'une dartre eczémateuse du cuir chevelu, de la face, du cou et des bras.

3904. — M. H... d'un eczéma suintant couvrant toute la jambe gauche.

Maladies nerveuses.

Névralgies. — *Migraines.* — La médication homœopathique a une grande puissance contre ces maladies si communes et si douloureuses. Mais il faut beaucoup de précision dans le choix des remèdes.

1843. — Un malheureux malade, B... était torturé d'une névralgie de la face depuis 4 ans ; les accès déterminaient de violentes convulsions ; amaigri, ne pouvant ni manger, ni parler, ni dormir, il tombait dans le désespoir. *Metal. alb., Atrop.* le guérirent en 3 mois.

2186. — Mlle D... est débarrassée par *Bell., Cham.*, d'une névralgie de la face datant de deux ans.

Convulsions. — *Vapeurs.* — *Hystérie.* — Combien d'enfants sont sauvés et guéris rapidement des convulsions par *Bell., Cham., Acon.*

Les vapeurs, les spasmes, les mille formes bizarres de l'hystérie trouvent, dans un grand nombre de médicaments, des modificateurs efficaces.

Épilepsie. — Elle se guérit facilement et radicalement dans l'enfance. Exemple :

923. — V..., 5 ans, tombait tous les 8 jours.

1218. — D..., 4 ans, avait des attaques du haut-mal à chaque émotion, à chaque colère, à chaque excès de nourriture.

3176. — C..., 11 ans, tombait d'épilepsie depuis l'âge de 2 ans; il avait une quinzaine d'accès par an.

Ces trois malades sont guéris depuis plusieurs années.

Maladies des os.

Il semble que les petites doses de médicaments soient impuissantes dans les maladies du système osseux, les os ayant une vitalité si peu active. J'ai été surpris des résultats brillants que la clinique m'a fait recueillir dans les *Tumeurs blanches*, les *Caries*, les *Nécroses*, les *Coxalgies*, etc.

3614. — Mlle H..., 19 ans, atteinte depuis 15 ans d'une tumeur blanche du genou gauche, avec 4 fistules donnant du pus sanieux. Les désordres étaient tels que ses médecins voulaient l'amputation; mais son état de faiblesse, sa toux, ses crachats, ses sueurs nocturnes, son inappétence, son amaigrissement, faisaient hésiter. En quatre mois, *Hydrarg. viv.*, *C alc. carb.*, *Silic.*, la rétablirent et la firent marcher.

4258. — M. G.... avait une carie de l'os de la mâchoire avec suppuration depuis un an. *Hydrarg. viv.*, *Phosph.*, amenèrent guérison.

4866. — Mlle D..., 11 ans, est guérie sans boiter d'une coxalgie de la cuisse gauche.

3037. — Mlle D..., 9 ans, atteinte de gibbosité avec paralysie complète des deux jambes, obtient sa cure par *Metal. alb.*, *Silic.*, en 3 mois.

Vices du sang. — Maladies héréditaires.

Nombre de maladies sont amenées par des altérations dans la composition du sang, par l'appauvrissement de ce liquide nourricier : ainsi, la *Chlorose*, l'*Anémie*, les *Hémorrhagies*, la *Suppression des règles*. Outre les ferrugineux, on trouve dans *Puls.*, *Calc. carb.*, *Sulf.*, *Ignat.*, *Sepia*, *China*, des médicaments réparateurs qui rendent au sang sa plasticité et sa richesse, et rétablissent la santé.

Les maladies des parents ont souvent une influence fâcheuse sur la santé et la constitution des enfants. Dans certains cas, l'enfant reçoit en naissant, à l'état de prédisposition ou de germe, la maladie de l'un ou de l'autre des parents. Avec une médication bien faite, on peut détruire ces taches originelles. Lorsque la santé de la mère est faible, il faut la soumettre à un traitement spécial pendant la grossesse même. On aura déjà fait beaucoup pour prévenir les vices héréditaires. Quand l'enfant est né, pendant toute sa croissance, on doit, lorsque faire se peut, saisir l'occasion d'employer les médicaments dépuratifs qui fortifient toujours la santé. Et quoi de plus heureux que d'avoir à sa disposition des médicaments puissants qui agissent à petites doses, sans troubler l'organisme. *Sulf.*, *Calc. carb.*, *Iodi.*, *Hydrarg.*, *Metal. alb.*, *Silic.*, etc., produisent d'admirables résultats. Ils modifient le lymphatisme, la scrofule, le rachitisme, les dartres et autres vices du sang.

CORBEIL. — TYP. ET STÉR. DE CRÉTÉ.

OUVRAGES DU MÊME AUTEUR.

Observation d'Éclampsie au huitième mois de la grossesse; accouchement provoqué par les douches utérines. (Gazette des hôpitaux, mai 1853.)

Des douches utérines dans la pratique des accouchements. (Annales de la Société médico-chirurgicale de Bruges, 1853, et Gazette des hôpitaux, février 1855.)

Observations d'hémorrhagies utérines par insertion du placenta sur le col; accouchement provoqué par les douches. (Gazette des hôpitaux, 27 octobre 1855.)

De la mort par la faim, au point de vue de la médecine légale. Lille, in-8, 1855. (Mémoire couronné par la Société centrale de médecine du Nord.)

De l'inanition et de ses rapports avec l'hygiène, la thérapeutique et la médecine légale. Bruges, in-8 de 86 pages, 1855. (Annales de la Société médico-chirurgicale de Bruges.)

Des causes de l'hémorrhagie cérébrale. (Gazette des hôpitaux, mai 1856.)

De l'emploi du baume opodeldoch en injections dans la carie ulcéreuse des os. (Gazette des hôpitaux, janvier 1857.)

De l'influence de l'état puerpéral sur le développement et la marche de la phthisie pulmonaire. In-8, Montpellier, 1857.

Apoplexies guéries sans émissions sanguines. (Gazette des hôpitaux, 1858.)

Qu'est-ce que l'Homœopathie? In-18, Paris, 1858.

Recherches et considérations sur l'opération césarienne. Anvers, in-8 de 32 pages. (Annales de la Société de médecine d'Anvers et Art médical, 1859.)

L'Homœopathie professée à la Faculté de médecine de Paris. In-8, Paris, 1859.

Sur les éruptions antimoniales. Analyse du Mémoire du professeur Imbert Gombeyre. (Gazette des hôpitaux, 1861.)

Relation d'un cas de rupture utérine chez une femme ayant précédemment subi l'opération césarienne. (Annales de la Société de médecine d'Anvers et Gazette des hôpitaux, 1862.)

De l'influence des maladies de la femme pendant la grossesse sur la santé et la constitution de l'enfant. Mémoire récompensé par l'Académie impériale de médecine en 1862. Paris, in-4 de 126 pages. (*Mémoires de l'Académie impériale de médecine.* Tome XXV, p. 321 et suiv.)

Études physiologiques et thérapeutiques sur l'opium. (Sous presse.)

En cours de publication :

Les Passions dans leurs rapports avec la santé et les maladies.
L'Amour. In-18 jésus de 141 pages; 2ᵉ édition, augmentée. Paris, 1862.
Le Libertinage, 2ᵉ édition. (Sous presse.)